# BEI GRIN MACHT SICH IHR
# WISSEN BEZAHLT

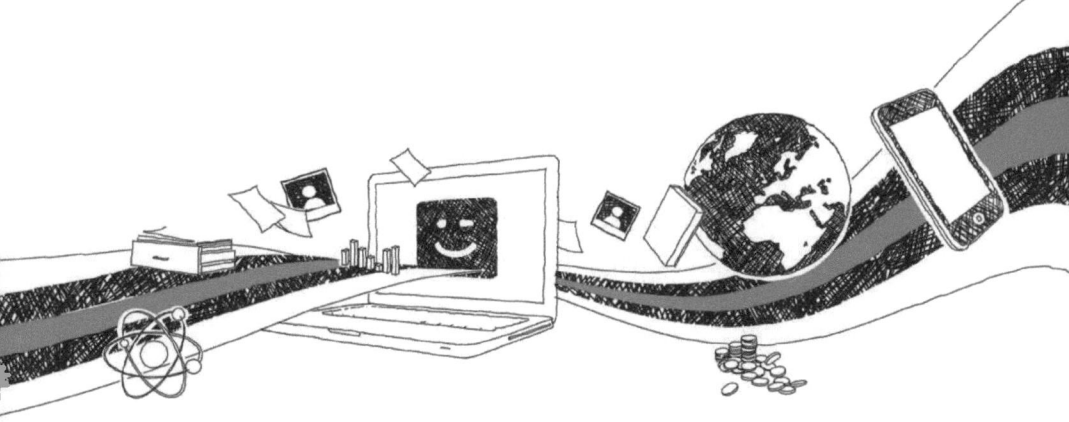

- Wir veröffentlichen Ihre Hausarbeit,
  Bachelor- und Masterarbeit

- Ihr eigenes eBook und Buch -
  weltweit in allen wichtigen Shops

- Verdienen Sie an jedem Verkauf

## Jetzt bei www.GRIN.com hochladen
## und kostenlos publizieren

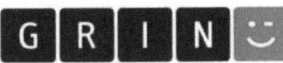

# Change Management. Radikaler und Inkrementaler Wandel

## Transformation des Gesundheitswesens am Beispiel der E-Rezept-Einführung in Deutschland

Sina Rampe

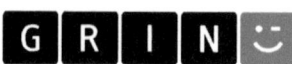

**Bibliografische Information der Deutschen Nationalbibliothek:**

Die Deutsche Nationalbibliothek verzeichnet diese Publikation in der Deutschen Nationalbibliografie; detaillierte bibliografische Daten sind im Internet über http://dnb.d-nb.de abrufbar.

ISBN: 9783389041505
Dieses Buch ist auch als E-Book erhältlich.

Druck und Bindung: Books on Demand GmbH, Norderstedt Germany
Gedruckt auf säurefreiem Papier aus verantwortungsvollen Quellen

Das vorliegende Werk wurde sorgfältig erarbeitet. Dennoch übernehmen Autoren und Verlag für die Richtigkeit von Angaben, Hinweisen, Links und Ratschlägen sowie eventuelle Druckfehler keine Haftung.

Das Buch bei GRIN: https://www.grin.com/document/1485153

# Change Management

**Studiengang**: MBA Gesundheitsmanagement & Digital Health

**Name**: Sina Rampe

**Datum**: 31.05.2024

# Inhaltsverzeichnis

1   EINLEITUNG ........................................................................................ 1

1.1   AUFGABENSTELLUNG ........................................................................ 1

1.2   ZIELSETZUNG, NUTZEN ...................................................................... 1

2   GRUNDLAGEN UND DEFINITIONEN: INKREMENTALER VS. RADIKALER

WANDEL ............................................................................................... 2

2.1   DEFINITIONEN ................................................................................ 2

2.2   HISTORISCHE PERSPEKTIVEN ............................................................... 2

2.2.1   *Schumpeters Konzept der schöpferischen Zerstörung* ........................ 2

2.2.2   *Burns und Stalker: Organisationsstrukturen und Wandel* ................... 3

2.2.3   *Tushman und Romanelli: Punctuated Equilibrium Theory* .................. 4

3   PLÄDOYER PRO INKREMENTALEN WANDEL UND CONTRA RADIKALEN

WANDEL ............................................................................................... 5

3.1   PRO INKREMENTALER WANDEL ............................................................ 5

3.2   CONTRA RADIKALER WANDEL .............................................................. 7

3.3   ZUSAMMENFASSUNG: VORTEILE DES INKREMENTALEN WANDELS ................. 8

4   PLÄDOYER PRO RADIKALEN WANDEL UND CONTRA INKREMENTALEN

WANDEL ............................................................................................... 9

4.1   PRO RADIKALER WANDEL ................................................................... 9

4.2   CONTRA INKREMENTALER WANDEL ...................................................... 11

4.3   ZUSAMMENFASSUNG: VORTEILE DES RADIKALEN WANDELS ...................... 12

5   EINSCHÄTZUNG ZUR GEEIGNETSTEN WANDELFORM IN DER DIGITALEN

TRANSFORMATION DES GESUNDHEITSWESENS AM BEISPIEL DER E-REZEPT-

EINFÜHRUNG IN DEUTSCHLAND ............................................................. 13

5.1   INKREMENTALE ASPEKTE DER E-REZEPT-EINFÜHRUNG ........................... 13

5.2 RADIKALE ASPEKTE DER E-REZEPT-EINFÜHRUNG................................................14

5.3 SCHLUSSFAZIT ........................................................................14

**LITERATURVERZEICHNIS**.................................................................. II

# 1 Einleitung

In einer immer dynamischer werdenden Welt stehen Organisationen vor der Herausforderung, sich kontinuierlich anzupassen und zu verbessern. Dabei gibt es unterschiedliche Vorstellungen und Konzepte für die Ausgestaltung des Wandels. Zwei davon werden in dieser Hausarbeit dezidiert betrachtet: Der radikale und der inkrementale Wandel.

## 1.1 Aufgabenstellung

Aufgabe dieser Hausarbeit ist es, die hintergründigen Definitionen und Theorien beider Ansätze durch eigenständige Recherche kennen zu lernen. Anschließend werden die jeweiligen Stärken und Schwächen analysiert. Hierzu werden zwei konträre Essays verfasst, die jeweils für eines beiden Konzepte Position beziehen. Abschließend wird beurteilt, welche Methode des Wandels im Kontext der digitalen Transformation als geeigneter erscheint.

## 1.2 Zielsetzung, Nutzen

Das Ziel dieser Hausarbeit ist es, ein tiefgehendes und nachhaltiges Verständnis für den inkrementalen und radikalen Wandel und seine jeweiligen Vor- und Nachteile zu erarbeiten.

## 2 Grundlagen und Definitionen: Inkrementaler vs. Radikaler Wandel

### 2.1 Definitionen

Das Ziel jedes Wandels einer Organisation ist es, einen wünschenswerteren Zustand herbeizuführen. Dieser kann auf unterschiedliche Weisen ablaufen: inkremental (schrittweise) und radikal.

Inkrementaler Wandel und radikaler Wandel sind zwei unterschiedliche Ansätze zur Veränderung innerhalb von Organisationen. Inkrementaler Wandel umfasst kontinuierliche, fortlaufende Verbesserungen und Anpassungen, die kumulativ und evolutionär sind. Dieser Wandel erfolgt meist von unten nach oben (button-up). Beispiele für inkrementalen Wandel sind laufende Prozessoptimierungen und kleine, schrittweise Verbesserungen bestehender Systeme. Radikaler Wandel hingegen beinhaltet episodische, disruptive Innovationen, die revolutionär sind. Dieser Wandel erfolgt häufig von oben nach unten (top-down) und tritt weniger häufig auf. Beispiele für einen radikalen Wandel sind die Einführung neuer Geschäftsmodelle, Prozesse oder bahnbrechender Technologien, die die bestehenden Strukturen fundamental verändern (1).

### 2.2 Historische Perspektiven

Verschiedene Autoren haben diese Begriffe eingeführt und definiert.

### 2.2.1 Schumpeters Konzept der schöpferischen Zerstörung

Joseph Schumpeter führte in seinem Werk "Capitalism, Socialism, and Democracy" (1942) das Konzept der schöpferischen Zerstörung ein, das die endogenen Prozesse des Kapitalismus beschreibt, bei dem Innovationen alte Strukturen zerstören und ersetzen. Dieses Konzept besagt, dass sich Produkte, Unternehmen und Märkte in Schüben von innen heraus revolutionieren. Diese Veränderungsschübe, die Schumpeter als „unstete Stöße" bezeichnet, können analog zum Konzept des radikalen Wandels gesehen werden. Schumpeter beschreibt auch, dass diese

Veränderungsschübe durch Phasen „verhältnismäßiger Ruhe" unterbrochen werden (2). Schumpeters Ideen zur schöpferischen Zerstörung beeinflussten wesentlich das Verständnis von wirtschaftlichem und organisatorischem Wandel und dienten als theoretische Grundlage für spätere Forschungen.

## 2.2.2 Burns und Stalker: Organisationsstrukturen und Wandel

Burns und Stalkers Werk "The Management of Innovation" baut auf Schumpeters Konzept der schöpferischen Zerstörung auf, indem es die Bedeutung von Organisationsstrukturen für den Wandel untersucht. Obwohl Burns und Stalker diese Begriffe nicht direkt definierten, ermöglicht ihre Arbeit ein tieferes Verständnis davon, wie verschiedene Organisationsstrukturen unterschiedliche Arten von Wandel fördern oder behindern können. Sie zeigen, wie mechanistische Strukturen inkrementalen Wandel begünstigen, während organische Strukturen radikalen Wandel unterstützen. Mechanistische Strukturen sind durch stabile, formale und hierarchische Systeme gekennzeichnet. Veränderungen in solchen Organisationen geschehen oft schrittweise und innerhalb bestehender Prozesse und Strukturen. Das bedeutet, dass Innovation und Wandel eher inkremental sind, mit kleinen, fortlaufenden Verbesserungen und Anpassungen, die Bestehendes optimieren. Organische Strukturen sind flexibler mit weniger formalen Rollen, dezentralisierten Entscheidungsprozessen und offenen Kommunikationswegen. Solche Strukturen sind besser in der Lage, tiefgreifende, transformative Veränderungen zu bewältigen, die als radikaler Wandel bezeichnet werden. Die Veränderungen können neue Geschäftsmodelle, technologische Innovationen oder Veränderungen der Unternehmensstrategie umfassen (3).

### 2.2.3 Tushman und Romanelli: Punctuated Equilibrium Theory

Die "Punctuated Equilibrium Theory" (PET) von Tushman und Romanelli (1985) baut auf den Konzepten von Schumpeter und Burns & Stalker auf und bietet eine ergänzende Perspektive auf den Wandel in Organisationen. Tushman und Romanelli's Modell des Wandels in ihrer Publikation "Organizational Evolution: A Metamorphosis Model of Convergence and Reorientation" von 1985 beschreibt drei Phasen, um die Dynamik von Stabilität und Wandel in Organisationen zu erklären. Die Phase der Konvergenz steht für Stabilität und kontinuierliche Verbesserung (inkrementaler Wandel), die Phase der Reorientierung als Übergangsphase bereitet auf tiefgreifende Veränderungen vor, und die Phase der Revolution beinhaltet radikale, transformative Veränderungen (4). Diese Sichtweise ist von der Punctuated Equilibrium Theory aus der Evolutionsbiologie abgeleitet. Die Arbeit von Tushman und Romanelli hat dazu geführt, dass die Konzepte des radikalen und inkrementalen Wandels als grundlegende Kategorien für die Analyse von Veränderungsprozessen etabliert wurden.

# 3 Plädoyer pro inkrementalen Wandel und contra radikalen Wandel

Inkrementaler Wandel, oft als kontinuierliche Verbesserung bezeichnet, bietet zahlreiche Vorteile gegenüber dem radikalen Wandel.

## 3.1 Pro inkrementaler Wandel

Ein wesentliches Argument für den inkrementalen Wandel ist die Möglichkeit, bestehende Prozesse, Produkte und Kompetenzen schrittweise und gezielt zu verbessern. Dies ermöglicht eine stabile und kontinuierliche Weiterentwicklung, die in langfristigem Erfolg resultiert. Durch kleine, fortlaufende Anpassungen können Unternehmen einen stabilen Kurs beibehalten und gleichzeitig ihre Fähigkeiten, internen Prozesse und Strukturen verbessern sowie ihre Effizienz kontinuierlich steigern. Durch kontinuierliche Verbesserungsprozesse können Organisationen und ihre Mitarbeitenden verfeinerte, hochspezialisierte Fähigkeiten entwickeln und ihre Leistungsfähigkeit maximieren. Kleine Änderungen summieren sich so über die Zeit zu einer großen Veränderung, wodurch vorhandene Kompetenzen und Ressourcen optimal genutzt werden können (1,5–7).

Ein Beispiel hierfür ist das Toyota-Produktionssystem. In den Toyota-Fabriken ist jeder einzelne Mitarbeitende angehalten und dazu geschult, viele konkrete, individuelle, arbeitsbezogene Verbesserungsvorschläge zu machen. Diese können Prozessinnovationen, kleine Designverbesserungen, Verbesserungen am Arbeitsplatz usw. umfassen. Dieses System der kontinuierlichen Verbesserung, bekannt als „Kaizen", gilt als entscheidender Faktor für die Stärkung der Wettbewerbsfähigkeit von Unternehmen in der Automobilbranche und darüber hinaus (8).

Ein weiteres Argument für inkrementalen Wandel ist, dass Organisationen auf Veränderungen im Marktumfeld flexibel und schnell reagieren können, ohne die Risiken großer, disruptiver Transformationen einzugehen. So stellen es Rennings, Markewitz und Vögele ihrer Veröffentlichung „Inkrementelle versus radikale Innovationen am Beispiel der Kraftwerkstechnik" überzeugend dar (6). In diesem Technikbereich ist der Innovationsdruck immens, da der Energiebedarf weltweit stark zunehmen wird und fossile Kraftwerke weiterhin einen guten Teil davon bereitstellen werden. Dennoch sind den Autoren zufolge inkrementale Innovationen den radikalen Innovationen überlegen.

Denn die inkrementalen Fortschritte der Technologien geschehen im bereich der Kraftwerkstechnik sehr dynamisch. Dies liegt daran, dass vorhandenes Wissen bei der Entwicklung genutzt werden kann und der Markt Neuentwicklungen besser und schneller annimmt, sofern sie sich an bereits etablierter Technik orientieren. Auch Investoren ziehen bei gleicher Profitabilität inkrementale Neuerungen den radikalen vor, da das Risiko geringer ist. Radikale Innovationen hingegen benötigen Zeit, bis sie sich durchsetzen können und müssen profitabler sein, um mögliche Investoren zu überzeugen (6).

Ein weiterer Vorteil inkrementalen Wandels ist die emotionale Dimension. Durch die kontinuierliche Anpassung und Verbesserung können sich Organisationen auf eine Weise entwickeln, die Stabilität und Konsistenz fördert. Menschen schätzen Beständigkeit, da sie in Ruhe ihre Arbeit erledigen und ihre Ziele verfolgen können. Dies ist neurologisch begründet, da das menschliche Gehirn auf große Veränderungen mit Stress reagiert. Das Tempo der Veränderungen in der Welt nimmt jedoch zu, und die Programme in unseren Gehirnen sind darauf nicht ausgelegt. Ein Übermaß an Änderungen, Ungewissheit und Ambiguität erzeugt in uns eine Angstreaktion. Diese bewirkt, dass wir leichter ablenkbar sind, Angst und Unwohlsein empfinden und allgemein weniger Leistung abrufen können. Wir treffen schlechtere Entscheidungen, haben weniger Kontrolle über unsere Emotionen und sehen Kollegen als feindseliger an, als sie tatsächlich sind (9).

Mit wohldosierten Änderungen hingegen kommen unsere Gehirne gut zurecht. Ein wenig Neues motiviert uns. Gleichzeitig Sicherheit und Gewissheit zu haben, ist für unser Gehirn lohnend und wirkt sich positiv auf die Fähigkeit aus, uns zu konzentrieren und Leistung zu erbringen (9). Inkrementaler Wandel fördert somit behutsam eine Kultur des ständigen Wandels und lebenslangen Lernens.

## 3.2 Contra radikaler Wandel

Im Gegensatz zum inkrementalen Wandel birgt der radikale Wandel erhebliche Risiken, Unsicherheiten und gegebenenfalls unnötige Kosten (1,5–7). Der positive Ausgang eines radikalen Wandels ist nicht garantiert. Ein System kann sich auch zum Schlechteren verändern, was jedoch erst verzögert erkannt werden kann. Bei einschneidenden Veränderungen braucht es nämlich mindestens ein halbes Jahr, um das Ergebnis evaluieren zu können. Erst dann kann festgestellt werden, ob etwas funktioniert hat oder ob alternative Ansätze verfolgt werden sollten. Somit sind die Ergebnisse schwer oder nicht vorhersehbar und mögliche Kurskorrekturen können erst sehr verzögert umgesetzt werden. Es ist auch möglich, dass Trägheit im System dazu führt, dass die Organisation wieder in alte Muster verfällt und der Veränderungsprozess ganz aufgegeben wird, was das System im Nachgang erheblich schwächen kann (7).

Werden radikale Veränderungen erfolgreich durchgesetzt, können die grundlegenden Strukturen eines Systems oder Teile davon disruptieren, was zu Phasen der Desorganisation und Unsicherheit führt (5). Diese Unsicherheitsfaktoren gehen mit starken emotionalen Belastungen für alle Beteiligten einher. Ausgelöst werden können Gefühle wie Verlustschmerz, Unsicherheit, Verwirrung, Versagensängste, Zukunftsängste, Ängste, die

Kontrolle zu verlieren, Krisen und Panik. Menschen fühlen sich in der Schwebe, richtungslos und fürchten Chaos, was in einer geringen Akzeptanz für radikale Veränderungen resultieren kann (5–7). So stoßen radikale Veränderungen oft auf erheblichen Widerstand innerhalb der Organisation, zum Beispiel im mittleren Management oder bei anderen internen Stakeholdern, und erfordern umfassende organisatorische Anpassungen, die schwierig zu managen sind. Ein Beispiel ist die Bierbrauerei Heineken Mitte des zwanzigsten Jahrhunderts. Als der Vertriebsweg damals schwerpunktmäßig weg von Pubs hin zu Supermärkten umgestellt werden sollte, leisteten Vertriebler erheblichen Widerstand. Bier an Pubbetreiber zu verkaufen ist nämlich wesentlich erheiternder und gemütlicher als das formellere Setting in Supermärkten (10).

Darüber hinaus können radikale Innovationen auf Kosten bestehender inkrementaler Verbesserungsprozesse gehen. Ein dokumentiertes Beispiel einer dänischen Firma zeigt, dass die Einführung eines neuen Werkes auf radikal neuen technologischen und organisatorischen Prinzipien zu einem Stillstand der kontinuierlichen Verbesserungen führte: "During the development of the plant, various smaller change initiatives, including the company's continuous improvement programme, started to suffer and eventually stopped" (1).

Ein weiteres Risiko des radikalen Wandels besteht in der Notwendigkeit der Verfügbarkeit von Schlüsselkompetenzen zur richtigen Zeit. Ohne diese können radikale Veränderungen nicht effektiv umgesetzt werden, was zu erheblichen Problemen und einer möglichen Verschlechterung der Leistung führen kann (1).

### 3.3 Zusammenfassung: Vorteile des inkrementalen Wandels
Zusammenfassend lässt sich sagen, dass inkrementaler Wandel eine stabilere und nachhaltigere Methode der Anpassung und Verbesserung

darstellt, während radikaler Wandel oft mit hohen Risiken und einer Unterbrechung bestehender funktionierender Verbesserungsprozesse einhergeht. Inkrementaler Wandel minimiert die Risiken und emotionalen Belastungen und ermöglicht es Organisationen, kontinuierlich und effektiv auf Herausforderungen zu reagieren. Dies fördert eine nachhaltige und konsistente Entwicklung einer Organisation, ohne dabei die gesamte Struktur oder den laufenden Betrieb zu gefährden und unnötige Kosten und Risiken einzugehen.

## 4 Plädoyer pro radikalen Wandel und contra inkrementalen Wandel

Radikaler Wandel, ist in vielen Situationen die effektivste Methode, um tiefgreifende und notwendige Veränderungen in Organisationen und Systemen zu bewirken.

### 4.1 Pro radikaler Wandel

Ein zentraler Vorteil des radikalen Wandels besteht darin, dass er es ermöglicht, grundlegende Strukturen eines Systems vollständig zu erneuern und an neue Bedingungen anzupassen. Dies ist besonders wichtig, wenn inkrementale Anpassungen nicht ausreichen sind, um mit den dramatischen wirtschaftlichen, sozialen und ökologischen Veränderungen Schritt zu halten. Während inkrementaler Wandel oft langsam und schrittweise verläuft, können radikale Veränderungen innerhalb kurzer Perioden durchgeführt werden. So werden die notwendigen Anpassungen schnell eingeführt. Dies kann entscheidend sein, um auf plötzliche externe Veränderungen oder interne Missstände zu reagieren, die eine rasche und umfassende Reorganisation erfordern. Zudem ist schrittweiser langsamer Wandel nicht so tiefgreifend wie radikale Veränderungen, sondern eher oberflächlicher. Wenn grundlegender Wandel und große schnelle Fortschritte nötig sind, ist also Radikalität erforderlich (1,4,5).

Um in unserer schnelllebigen Zeit auch künftig Kunden zufrieden zu stellen, braucht es vor allem strategische Flexibilität und die Fähigkeit, neuartige Produkte und Technologien oder Managementsysteme zu entwickeln. Dies ermöglicht es Unternehmen, neue Märkte zu erschließen und ihre Position in bestehenden Märkten zu stärken (1). Radikaler Wandel schafft die Möglichkeit, diese neuen Wege des Handelns aufzudecken, was zu einem Entwicklungssprung und in Konsequenz zu einer höheren Profitabilität führen kann (5,6). Ein eindrucksvolles Beispiel für den Erfolg radikaler Veränderungen bietet die Heineken-Brauerei. 1947 entschied sich Heineken, sein traditionelles Vertriebssystem radikal zu verändern. Der zukünftige CEO Freddy Heineken erkannte nach einem Aufenthalt in den USA die bevorstehenden Veränderungen durch die Einführung des Kühlschranks und des Fernsehers, welche die Konsumgewohnheiten auch in den Niederlanden, dem Hauptabsatzmarkt von Heineken damals, grundlegend ändern würden. Um dieser Entwicklung gerecht zu werden, änderte Heineken sein Vertriebssystem, indem es den Fokus weg von Pubs auf Supermärkte und Großhändler verlagerte. Diese strategische Umstellung führte zu einer erheblichen Steigerung des Marktanteils von Heineken in den folgenden Jahrzehnten (10).

Ein weiterer wichtiger Aspekt von radikalem Wandel ist, dass Organisationen, die ihn durchlaufen haben, nachhaltig erfolgreicher und anpassungsfähiger in sich schnell verändernden Umgebungen sind. Organisationstheoretiker argumentieren, dass Unternehmen, indem sie Chancen für radikalen Wandel nutzen, Anpassungsfähigkeit erlernen. Also sollten Gelegenheiten zum radikalen Wandel unbedingt genutzt werden, weil dies auch eine vorteilhafte Voraussetzung für späteren Erfolg ist (5). Außerdem ist es in Zeiten zunehmender Komplexität und Unvorhersehbarkeit nahezu unvermeidlich, dass eine Organisation irgendwann mit einer Krise konfrontiert wird. Diese Tatsache sollte nicht als Bedrohung, sondern als

Realität akzeptiert werden. Indem Organisationen sich dieser Realität bewusst sind und proaktiv radikale Veränderungen anstreben, können sie langfristig widerstandsfähiger und anpassungsfähiger werden (11).

Radikaler Wandel ermöglicht es zudem, bestehende Beschränkungen und Barrieren zu überwinden, die durch inkrementale Ansätze oft nicht adressiert werden. In vielen Fällen sind Systeme durch ihre bestehenden Strukturen und kognitiven Rahmenwerke so stark eingeschränkt, dass inkrementale Veränderungen nicht ausreichen, um die notwendigen Anpassungen vorzunehmen. Radikale Umbrüche hingegen reißen diese Strukturen auf und ermöglichen es, neue Wege und Perspektiven zu erschließen. Trägheit nimmt ab und Wachsamkeit im Wettbewerb nimmt zu, wodurch bekannte Strukturen auf eine neue, erfrischende Weise wahrgenommen werden können (7). Veränderungen sind zudem Anlass zu Hoffnung und Vorfreude auf eine bessere Zukunft; sie sind aufregend im positiven Sinne und fördern Optimismus, basierend auf neuen Ideen und Fortschritten (7).

## 4.2 Contra inkrementaler Wandel

Inkrementaler Wandel birgt die Gefahr, dass Organisationen im Laufe der Zeit verkrusten und "einschlafen". Ein Hauptproblem ist, dass sich Unternehmen oft darauf konzentrieren, bestehende Technologien und Prozesse nur geringfügig zu verbessern, anstatt neue und innovative Ansätze zu verfolgen. Diese schleichende Obsoleszenz kann dazu führen, dass ein Unternehmen im Wettbewerb zurückbleibt, da es nicht in der Lage ist, sich schnell genug an radikale Veränderungen im Markt anzupassen (1).

Selbst wenn eine Organisation ihren Veränderungsbedarf trotz der inhärenten kognitiven und motivationalen Barrieren erkennt, verhindern die durch längere Phasen der Konstanz erzeugten Strukturen wie stabile Beziehungen und starre Wertvorstellungen oft tiefgreifende Veränderungen

11

(7,10). Denn in Phasen ruhiger, inkrementaler Anpassung nimmt die Trägheit zu und die Wachsamkeit gegenüber dem Wettbewerb ab.

Ein anschauliches Beispiel hierfür bietet die Heineken-Brauerei in den
1980er Jahren. Zu Beginn dieses Jahrzehnts wurde deutlich, dass der nie-
derländische Biermarkt erste Anzeichen der Sättigung zeigte. Der Anteil
von normalem Lagerbier am Gesamtbiermarkt sank, was jährlich zu einem
Verlust von 0,5 Prozent Marktanteil für Heineken führte. Die Organisation
hatte "geschlafen" und es wurden verschiedene Maßnahmen ergriffen, um
sie wieder zu beleben. Es stellte sich heraus, dass Heineken zu einer "trä-
gen" Organisation geworden war, da der Erfolg der Vorjahre als selbstver-
ständlich angesehen wurde. Die starke Tendenz, nicht zu verändern und
das Produktsortiment nicht zu diversifizieren, kann als "Festhalten am Sta-
tus quo" bezeichnet werden, das Beharren auf bestehenden Zielen und
Plänen, selbst wenn es unwiderlegbare Beweise dafür gibt, dass diese
Ziele und Pläne scheitern (10).

## 4.3 Zusammenfassung: Vorteile des radikalen Wandels

Zusammenfassend lässt sich sagen, dass radikaler Wandel eine wirk-
same und nachhaltige Methode darstellt, um grundlegende und notwendige Veränderungen in Organisationen zu bewirken. Während inkrementale Anpassungen oft unzureichend sind, ermöglicht radikaler Wandel eine
vollständige Erneuerung von Strukturen und eine schnelle Anpassung an
neue Bedingungen. Dies ist besonders entscheidend in Zeiten zunehmender Krisen und dramatischer wirtschaftlicher, sozialer und ökologischer
Veränderungen.

Radikaler Wandel fördert strategische Flexibilität und die Fähigkeit, neuartige Produkte, Technologien oder Managementsysteme zu entwickeln.
Dadurch können Unternehmen nachhaltig ihre Anpassungsfähigkeit und
ihre Wettbewerbsfähigkeit steigern.

# 5 Einschätzung zur geeignetsten Wandelform in der digitalen Transformation des Gesundheitswesens am Beispiel der E-Rezept-Einführung in Deutschland

Die digitale Transformation im Gesundheitswesen erfordert tiefgreifende Änderungen, um mit den steigenden Anforderungen zurecht zu kommen. Eine Kombination aus inkrementalem und radikalem Wandel stellt den effektivsten Ansatz dar, um die Herausforderungen der digitalen Transformation zu meistern und gleichzeitig die Patientenversorgung zu gewährleisten und zu optimieren.

Faktoren wie der demographische Wandel, Kostendruck, Fachkräftemangel, zunehmende chronische Erkrankungen und die Abgehängtheit des deutschen Gesundheitswesens bei der Digitalisierung lassen radikale Änderungen der Gesundheitsversorgung in Deutschland notwendig erscheinen. Andererseits kosten Fehler im Veränderungsprozess nicht nur Geld und Zeit, sondern auch die Gesundheit von Mitarbeitenden und Patientinnen (12). Weiterhin ist der Gesundheitsbereich stark reguliert, sodass einschneidende Veränderungen schon wegen des sich nur langsam anpassenden regulatorischen Rahmens nur in bestimmten Kontexten überhaupt möglich sind. Das spricht wiederum für einen inkrementalen Ansatz. So wäre die Frage, welche Form des Wandels dem anderen überlegen sei, ganz klar mit: „Es kommt auf den Kontext und die Perspektive an" zu beantworten.

Die Einführung des E-Rezepts zeigt, dass technologische Innovationen sowohl inkrementale als auch radikale Elemente in der Umsetzung haben können und dies auch Sinn macht.

## 5.1 Inkrementale Aspekte der E-Rezept-Einführung

Die Einführung des E-Rezepts begann 2022 mit Pilotprojekten, bevor es 2024 verpflichtend wurde (13). Diese Methode ermöglichte es, die

Technologie in kontrollierten Umgebungen zu testen und kontinuierlich zu optimieren, was das Risiko von Systemfehlern und Akzeptanzproblemen reduzierte. Zudem integriert sich das E-Rezept in bestehende Formate, Prozesse und Systeme über die Nutzung der elektronischen Gesundheitskarte. Es ersetzt somit das Papierrezept durch ein digitales Äquivalent, ohne die grundlegende Funktion zu verändern. Die Umstellung erhöhte die Effizienz und den Komfort, was eine Verbesserung bestehender Abläufe bedeutet, anstelle einer Neugestaltung. Dies erleichtert die Umstellung für alle Beteiligten, ohne den laufenden Betrieb zu sehr zu stören.

## 5.2 Radikale Aspekte der E-Rezept-Einführung

Dennoch gibt es Aspekte, die als radikalen Wandel oder radikale Innovation charakterisiert werden können. Die Einführung erfordert erhebliche Anpassungen und Investitionen in IT-Infrastruktur in Arztpraxen und Apotheken und verändert die Art und Weise der Rezept-Ausstellung und -Einlösung grundlegend. Beispielsweise können Rezepte nun direkt nach einer Videosprechstunde ausgestellt und mittels elektronischer Gesundheitskarte eingelöst werden. Dabei ist weder ein Arztbesuch noch der Gang in die Apotheke für Patienten erforderlich. Für Patienten bedeutet das eine radikale Veränderung der Customer Journey.

Zudem war die Ausstellung von Rezepten in elektronischer Form ab dem 1. Januar 2024 verpflichtend, was einen radikalen Wandel markiert, der keinen Raum für die bisherige papierbasierte Praxis lässt (14).

## 5.3 Schlussfazit

Im Kontext der digitalen Transformation des Gesundheitswesens scheint eine hybride Methode, die Elemente beider Ansätze integriert, am geeignetsten zu sein. Ein initial inkrementaler Ansatz zur Erprobung und Optimierung neuer Technologien, gefolgt von einem radikalen Rollout, kann die Balance zwischen Risikominimierung und Effizienzsteigerung bieten.

Die schrittweise Einführung des E-Rezepts hat es ermöglicht, technologische und organisatorische Herausforderungen frühzeitig zu identifizieren und zu adressieren, während die verpflichtende Einführung ab 2024 den notwendigen Druck erzeugt hat, um die Digitalisierung konsequent voranzutreiben und die vollen Vorteile zu realisieren.

Ein rein radikaler Wandel könnte zwar schneller tiefgreifende Veränderungen herbeiführen, birgt jedoch das Risiko erheblicher Störungen und Widerstände. Im stark regulierten Gesundheitssektor, wo Patientensicherheit und kontinuierliche Versorgung oberste Priorität haben, ist ein moderates, inkrementales Vorgehen oft besser geeignet, um Nachhaltigkeit und Akzeptanz sicherzustellen. Die Integration beider Ansätze – inkrementales Testen und Optimieren gefolgt von einem radikalen, umfassenden Rollout – bietet somit eine ausgewogene Strategie, die sowohl kurzfristige als auch langfristige Ziele adressiert. Die Entwicklung eines anpassungsfähigen Ansatzes, der die Vorteile beider Wandelformen nutzt, kann dazu beitragen, die Digitalisierung des Gesundheitswesens effizient und nachhaltig voranzutreiben.

# Literaturverzeichnis

1.      Petersen AH, Boer H, Gertsen F. Learning in different modes: the interaction between incremental and radical change. Knowl Process Manag. Oktober 2004;11(4):228–38.

2.      Schumpeter JA. Capitalism, socialism, and democracy [Internet]. London: Taylor & Francis e-Library; 2003. Verfügbar unter: https://periferiaactiva.wordpress.com/wp-content/uploads/2015/08/joseph-schumpeter-capitalism-socialism-and-democracy-2006.pdf

3.      Burns T, Stalker GM. The management of innovation [Internet]. 2. Aufl. London: Tavistock Publications; 1968. Verfügbar unter: https://archive.org/details/managementofinno0000burn_m5r1/page/n1/mode/2up

4.      Tushman ML, Romanelli E. Organizational evolution: a metamorphosis model of convergence and reorientation. Res Organ Behav. 1985;7:171–222.

5.      Street CT, Denford JS. Punctuated equilibrium theory in IS research. In: Dwivedi YK, Wade MR, Schneberger SL, Herausgeber. Information Systems Theory [Internet]. New York, NY: Springer New York; 2012 [zitiert 22. Mai 2024]. S. 335–54. (Integrated Series in Information Systems; Bd. 28). Verfügbar unter: https://link.springer.com/10.1007/978-1-4419-6108-2_17

6.      Rennings K, Markewitz P, Vögele S. Inkrementelle versus radikale Innovationen am Beispiel der Kraftwerkstechnik [Internet]. ZEW Discussion Papers; 2008 [zitiert 22. Mai 2024]. Verfügbar unter: https://www.econstor.eu/handle/10419/27564

7.      Gersick CJG. Revolutionary change theories: a multilevel exploration of the punctuated equilibrium paradigm. Acad Manage Rev. Januar 1991;16(1):10.

8.      Iwao S. Revisiting the existing notion of continuous improvement (Kaizen): literature review and field research of Toyota from a perspective

of innovation. Evol Institutional Econ Rev. Juni 2017;14(1):29–59.

9. Scarlett H. Neuroscience for organizational change: an evidence-based practical guide to managing change. Second edition. London, United Kingdom New York, NY: Kogan Page; 2019. 270 S.

10. Beugelsdijk S, Slangen A, Van Herpen M. Shapes of organizational change: the case of Heineken Inc. J Organ Change Manag. 1. Juni 2002;15(3):311–26.

11. McCray JP, Gonzalez JJ, Darling JR. Crisis management in smart phones: the case of Nokia vs Apple. Eur Bus Rev. 17. Mai 2011;23(3):240–55.

12. Spiegel AL. Change Management. In: Oldhafer M, Nolte F, Spiegel AL, Schrabback U, Herausgeber. Arbeitsbuch zu Change Management in Gesundheitsunternehmen [Internet]. Wiesbaden: Springer Fachmedien Wiesbaden; 2020 [zitiert 29. Mai 2024]. S. 15–23. Verfügbar unter: http://link.springer.com/10.1007/978-3-658-26976-0_3

13. Die Bundesregierung informiert | Startseite [Internet]. 2024 [zitiert 29. Mai 2024]. So funktioniert das neue E-Rezept | Bundesregierung. Verfügbar unter: https://www.bundesregierung.de/breg-de/themen/tipps-fuer-verbraucher/faq-zum-e-rezept-2198360

14. BMG [Internet]. [zitiert 29. Mai 2024]. Fragen und Antworten zum E-Rezept. Verfügbar unter: https://www.bundesgesundheitsministe-rium.de/e-rezept/faq-e-rezept-egk

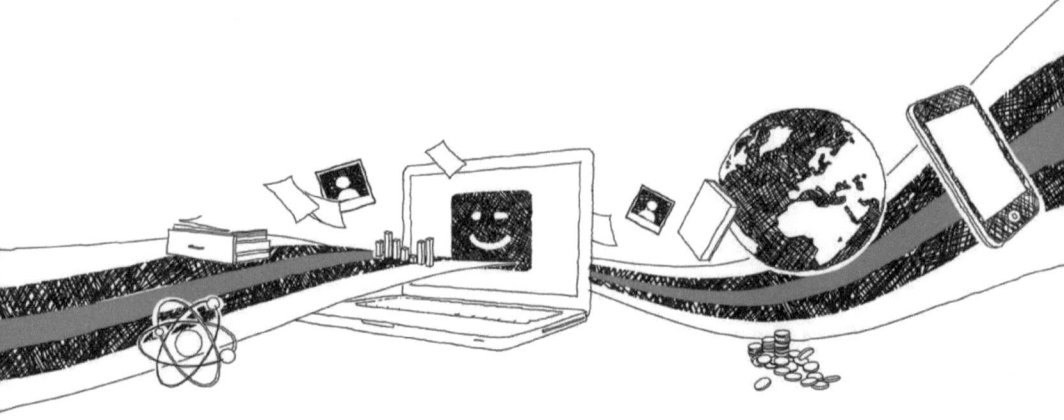
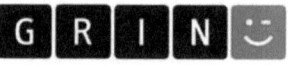